$Te \, ^{23}_{285}$

NUM m - 2009

TRAITEMENT

DE

LA SYPHILIS.

RAPPORT

FAIT A LA SOCIÉTÉ DE MÉDECINE DE CAEN, SUR DIVERSES BROCHURES
ADRESSÉES A CETTE SOCIÉTÉ PAR M. DEVERGIE AÎNÉ,

PAR

J.-M. DUVARD, D. M. P.

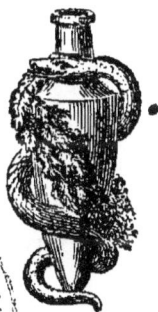

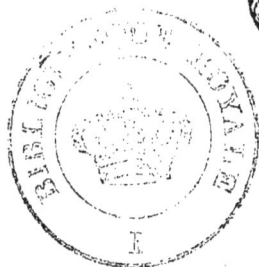

CAEN,

IMPRIMERIE DE F. POISSON, RUE FROIDE, 18.

—

1841.

RAPPORT

FAIT

A LA SOCIÉTÉ DE MÉDECINE DE CAEN,

Dans sa séance du 6 avril 1841

———————

MESSIEURS,

Parmi les cinq brochures adressées à votre Société par M. Devergie, et que vous m'avez remises en me chargeant de vous en faire un rapport, il y en a trois qui traitent de la Syphilis, maladie sur laquelle l'auteur a publié des ouvrages plus étendus que ceux dont j'ai à vous entretenir.

Une de ces trois brochures contient l'exposé des moyens qu'emploie M. Devergie pour guérir la Syphilis par la méthode antiphlogistique, qu'il appelle *méthode simple* ou *rationnelle*, et une stastistique des guérisons obtenues, dit-il, par cette méthode. Les deux autres brochures renferment une critique peu mesurée du mode de traitement suivi par M. Ricord, médecin de l'hôpital des vénériens de Paris, ainsi que des expériences au moyen desquelles cet habile chirurgien a établi d'une manière incontestable que la Syphilis résulte de l'introduction dans l'économie d'un poison animal et n'est point une simple phlegmasie, comme le prétendaient naguère les médecins de l'école de M. Devergie.

Vous savez, Messieurs, que le traitement recommandé par M. Devergie, a été préconisé depuis vingt-cinq ans environ, avec l'engouement qui s'attache souvent aux choses nouvelles, et que le traitement par le mercure a été, dans maintes circonstances, critiqué avec une aigreur peu séante à des hommes graves et instruits. Certains syphiliographes hydrargirophobes ont proclamé hautement que la méthode antiphlogistique était la seule qui pût guérir la Syphilis, et que les médecins qui continuaient de traiter cette maladie par le mercure étaient des empoisonneurs ; ce médicament produisant, disaient-ils, la plupart des accidents attribués à tort à la Syphilis. Quelques-uns de leurs adversaires ont répondu que le traitement simple n'a nulle valeur, que si quelquefois il fait disparaître les accidents primitifs, les malades éprouvent toujours ensuite des accidents consécutifs, et que par conséquent, les médecins qui prétendent guérir la Syphilis par la méthode antiphlogistique sont des ignorants et des imposteurs.

Aujourd'hui que le zèle des combattants s'est un peu refroidi, on rend en général plus de justice à l'une et à l'autre méthodes. Les plus chauds partisans du traitement simple admettent pour la plupart que le mercure est un médicament précieux

dont il ne faut pas complètement abandonner l'u-
sage dans le traitement de la Syphilis et avec lequel
on guérit quelquefois des cas rebelles au traitement
simple. M. Devergie partage cette opinion. D'un
autre côté, la plupart des médecins qui considèrent
le traitement par le mercure comme le seul auquel on
doive avoir recours, admettent que certains cas de
Syphilis cèdent au traitement simple. Il est donc
généralement reconnu qu'on peut guérir la maladie, dans certaines circonstances au moins, par
l'une ou par l'autre méthode. Toutefois, il importe
de savoir quelle est la meilleure des deux, c'est-à-
dire, celle qui offre le plus d'avantages et le moins
d'inconvénients.

M. Devergie veut que dans tous les cas de Syphilis,
on ait d'abord recours au traitement par la méthode antiphlogistique qui, dit-il, est le plus sûr, le plus
prompt, le moins sujet à donner lieu à des récidives
et qui, de plus, ne peut produire les accidents graves
que l'auteur attribue au traitement par le mercure.

Avant que j'examine jusqu'à quel point cette opinion de M. Devergie est fondée, permettez-moi,
Messieurs, d'entrer dans quelques détails sur le mode d'action du mercure employé comme médicament
dans le traitement de la Syphilis et de quelques autres maladies. C'est, je pense, parce qu'on n'a pas suffi-
samment étudié ce mode d'action qu'on a publié tant
d'erreurs sur ce précieux agent thérapeutique.

Parmi les médicaments internes, il y en a beaucoup qui n'agissent sur l'économie qu'autant qu'ils
sont absorbés et transportés dans les divers organes,
pour en être ensuite expulsés en vertu de la loi phy-

siologique suivante : « Toutes les fois qu'un corps
« étranger non susceptible d'être assimilé a pénétré
« dans nos tissus, il s'établit un travail qui a pour
« but l'expulsion de ce corps étranger. » Ce travail
expulsif s'accomplit plus ou moins promptement,
d'une manière plus ou moins active, et est plus ou
moins prolongé, suivant la nature et la quantité du
corps étranger, ainsi que suivant les dispositions par-
ticulières de l'individu qui y est soumis et les influences sous lesquelles cet individu se trouve placé.

En effet, il y a des corps étrangers non susceptibles
d'être assimilés qui peuvent rester dans l'économie
pendant un temps plus ou moins long, sans y produire de graves désordres; il en est d'autres, au contraire, qui presqu'aussitôt, après avoir pénétré dans
les tissus, les détruisent ou bien les paralysent par
suite de leur action spéciale sur le système nerveux.
Or, le travail d'expulsion commence beaucoup plus
promptement et est beaucoup plus actif, quand c'est
un de ces derniers corps qui doit être rejeté au-dehors,
que quand c'est un des premiers : mais en pareil cas,
ce travail ne peut durer long-temps, tant par suite de
l'action spéciale du corps étranger sur les tissus qu'il
altère, qu'à cause des désordres que l'excès d'activité
des organes chargés du travail d'expulsion ne tarde
pas à produire.

De même, quand une substance susceptible d'exercer une action délétère sur l'économie, soit en dé-
truisant les tissus, soit en paralysant les organes,
par suite de son action sur le système nerveux, est
absorbée en petite quantité, il arrive souvent que
cette substance est rejetée au-dehors avant qu'elle

ait pu exercer son action délétère. En pareil cas,
cette substance n'a d'autre effet que de produire
une réaction souvent utile, quand il y a maladie.
Quand, au contraire, cette même substance est
introduite dans l'économie à forte dose, son action
délétère sur les organes empêche que le trava'l expulsif
puisse avoir lieu, et il en résulte de graves désordres.

Dans ce dernier cas, souvent il y a peu de réaction
ou même il n'y en a point, et la même substance qui
avait agi comme médicament dans le premier cas devient un véritable poison. C'est ainsi que certaines substances sont de bons médicaments quand on les admi-
nistre à des doses assez faibles pour que le travail expulsif puisse avoir lieu, et deviennent de violents poisons à des doses plus élevées. Quand, par exemple, l'arsenic est ingéré à très faible dose, le travail expulsif qui
s'établit dans l'économie donne lieu à une réaction
souvent salutaire ; tandis que quand il est administré à
forte dose, le travail expulsif ne pouvant avoir lieu à
cause de l'action spéciale du poison sur le système nerveux, il n'y a pas de réaction ; ou bien s'il y en a, il y en a
peu. En pareille circonstance, plus la dose du poison
est forte, plus la forme sous laquelle ce poison est
ingéré favorise l'absoption, moins il y a de réaction.

Les organes au moyen desquels l'économie se dé-
barrasse des corps étrangers qui doivent être rejetés
au dehors sont les divers organes sécréteurs et excréteurs. Toutefois, ces organes ne concourent pas
également et dans toutes les circonstances à l'accom-
plissement de ce travail. Quelquefois l'expulsion se
fait par un seul appareil sécrétoire ; dans d'autres cas
elle ne peut s'accomplir que par l'action simultanée

de plusieurs de ces appareils. Ainsi certaines substances sont expulsées par l'appareil urinaire ; on les nomme diurétiques parce qu'elles ont pour effet d'augmenter la sécrétion urinaire. Car il est à remarquer que toutes les fois qu'un organe sécréteur doit expulser de l'économie un corps étranger , sa sécrétion normale augmente en quantité , à cause de la plus grande activité de cet organe.

Les substances dites purgatives sont expulsées d'abord par les divers organes sécréteurs que renferment les parois des intestins puis par les contractions que déterminent dans les intestins, la présence de ces substances et celle des liquides qui résultent de l'augmentation des sécrétions normales. Les sudorifiques sont expulsés par la peau , etc. etc.

Ainsi il paraît que tel ou tel appareil sécrétoire entre en action plutôt que tel ou tel autre, suivant la nature du corps étranger qui doit être expulsé.

Dans certains cas cependant, telle substance qui excite un appareil sécrétoire chez certains individus, en excite un autre chez d'autres individus. On voit assez souvent , par exemple , une substance dite diurétique , ne pas agir sur l'appareil urinaire chez certaines personnes , et déterminer une transpiration plus ou moins abondante. De sorte qu'il paraît que l'idiosyncrasie des sujets a quelque influence à cet égard , aussi bien que la nature des substances. Enfin, comme je l'ai déjà dit, il y a des corps étrangers qui ne peuvent être expulsés de l'économie que par l'action simultanée de plusieurs appareils sécrétoires. Le mercure est un de ces corps. En effet , chez les personnes soumises à un traitement mercu-

riel , la transpiration cutanée , l'urine , la bile et les
divers liquides sécrétés par le tube digestif, subissent
une augmentation plus ou moins considérable. Il
est probable que chez eux la transpiration pulmonaire et la sécrétion des glandes mammaires, aug-
mentent aussi en quantité. Il est au moins évident
que ces secrétions sont altérées par l'usage du mercure ; car l'haleine des malades soumis au traitement
mercuriel a souvent une odeur caractéristique , et
le lait des nourrices soumises à ce traitement suffit
pour guérir les enfants à la mamelle affectés de la
Syphilis.

Mais celle de toutes les sécrétions sur laquelle le
mercure a le plus d'effet , c'est la sécrétion salivaire.
Or, on ne peut maintenant mettre en doute que le surcroît d'activité des glandes salivaires a pour but l'expulsion du mercure , puisque les expériences de M.
Gmelin ont établi que ce métal existe dans la salive
des individus affectés de ptyalisme mercuriel.

D'autre part, des faits nombreux démontrent que
le mercure sort aussi par la peau avec la matière de
la transpiration. On voit souvent des individus soumis
au traitement mercuriel qui ne peuvent tenir une pièce d'or dans leurs mains ou contre quelqu'autre partie de leur corps , sans que cette pièce blanchisse.
Souvent aussi les femmes qui continuent de porter
des bagues d'or pendant la durée du traitement les
voient blanchir à leurs doigts même quand elles ne
prennent le mercure qu'à l'intérieur. On trouve dans
le tome 2e du Bulletin de Thérapeutique, le fait suivant
qui prouve aussi que le mercure sort par la peau.
« Un jeune homme ayant été chargé d'une mission ex-

traordinaire pour Vienne, à l'époque où nos armées victorieuses occupaient l'Autriche, partit en poste, emportant une somme d'or prise à la Trésorerie. Cette somme fut placée dans sa ceinture, au dessous de ses vêtements. Arrivé au terme de son voyage il voulut échanger son or; mais ô surprise! toutes ses pièces avaient été tellement blanchies, qu'il crut avoir été trompé. Il écrivit aussitôt à Paris que c'était des pièces d'argent et non des pièces d'or qui lui avaient été délivrées. Grande rumeur, sérieuse contestation; mais le tout fut bientôt éclairci, et notre diplomate fut forcé d'avouer qu'au moment de son départ, il venait de terminer un long traitement mercuriel. »

Des recherches ultérieures feront sans doute découvrir qu'il y a aussi du mercure dans le lait des nourrices soumises au traitement mercuriel, dans leurs urines, etc., etc. En effet, bien qu'on n'ait point encore démontré la présence du métal dans ces liquides, il est certain que le traitement mercuriel modifie leur nature. Ainsi que je l'ai déjà dit, le lait des nourrices traitées par le mercure suffit pour guérir les enfants nouveau-nés attaqués de la Syphilis. D'autre part, l'urine des malades soumis à un traitement mercuriel suffit souvent pour guérir la blennorrhagie quand ces malades en sont atteints. Or, la blennorrhagie est une maladie locale, qui, quand elle ne guérit pas seule, requiert un traitement local, et si elle guérit chez les Syphilitiques traités par le mercure, c'est que l'urine de ces malades acquiert, par suite du traitement, des propriétés qu'elle n'a pas ordinairement. De même que quand le cubèbe et le copahu, pris à l'intérieur , guérissent la blennorrhagie, c'est que certaines parties de ces médicaments ont été absorbées , puis expulsées par l'appareil urinaire, ce qui communique aux urines la propriété de guérir la maladie. Aussi, chez les individus que guérit l'un ou l'autre de ces médicaments, les urines acquièrent pendant la durée du traitement, une odeur caractéristique qu'on ne trouve point dans les urines des malades qui font usage du médicament sans en obtenir aucun avantage. Souvent chez ces derniers on rencontre l'odeur caractéristique des médicaments dans la matière de la transpiration pulmonaire, et dans celle de la transpiration cutanée.

Le surcroît d'activité imprimé aux organes sécréteurs par le mercure et par diverses autres substances , n'a pas seulement pour effet l'expulsion de ces substances et l'augmentation des sécrétions normales dont j'ai déjà parlé; souvent il détermine aussi l'expulsion d'autres corps étrangers , qui par leur séjour dans l'économie altéraient la santé. C'est alors que ces substances guérissent les maladies causées par ces derniers corps et qu'elles sont par conséquent de bons médicaments. Or , le mercure convenablement administré , détermine dans les organes sécréteurs et excréteurs un surcroît d'activité , par suite duquel ces organes expulsent de l'économie, non-seulement le mercure qui y a été introduit, mais encore le virus syphilitique , et c'est ainsi qu'il guérit la maladie produite par ce virus. (*) Mais comme il

(*) Le virus syphilitique n'est pas le seul que le mercure puisse expulser de l'économie. Déjà j'ai fait des expériences qui me portent à croire qu'il peut toujours guérir les animaux mordus par des vipères. J'ai l'intention de faire d'autres expériences dès que l'occasion s'en

est absolument nécessaire pour que ce médicament
produise ses bons effets, qu'il sorte de l'économie au
fur et à mesure qu'on l'y introduit, il est évident qu'il
faut que les malades, soumis au traitement mercuriel, évitent soigneusement tout ce qui pourrait empêcher l'action des organes sécréteurs, et qu'ils ne
prennent jamais le médicament à des doses tellement
fortes que celui-ci ne puisse être expulsé. C'est parce
qu'on n'a pas toujours observé ces deux règles que
le mercure a quelquefois produit des accidents fâ-
cheux. Quand les malades soumis à un traitement
mercuriel s'exposent à des influences qui empêchent
l'action du médicament, ou bien quand ils prennent le mercure à trop fortes doses, il arrive de
deux choses l'une : ou un des appareils sécrétoires acquiert un excès d'activité duquel résulte des désordres plus ou moins graves, ou le mercure ne pouvant être expulsé, séjourne dans les tissus.

Si par exemple, les malades qui font usage du mercure sont soumis à une influence contraire à la sécrétion de la transpiration cutanée, et qui l'empêche
d'avoir lieu avec l'activité que doit produire le médicament, il en résultera dans la plupart des cas,
un excès d'action dans quelqu'autre appareil sécrétoire, en vertu de la loi physiologique qui veut
que certaines sécrétions se remplacent mutuelle-
ment. Aussi voit-on survenir quelquefois en pareille
circonstance une diarrhée plus ou moins abondante
qui fatigue les malades et empêche que la guéri-

présentera, afin de m'assurer si ce métal ne pourrait point aussi déterminer l'expulsion du virus rabique pendant la période d'incuba-
tion.

son n'ait lieu, puisqu'il faut alors cesser de faire
usage du médicament. Plus souvent encore la sup-
pression de la transpiration cutanée donne lieu au
ptyalisme mercuriel, accident grave, tant à cause des
inconvénients qu'il occasionne au malade, qu'à cause
des désordres qu'il peut produire dans la bouche si
l'on ne parvient à l'arrêter, ce qu'on ne peut faire
sans supprimer d'abord le traitement mercuriel. Il
semble que, quand le ptyalisme mercuriel survient,
la salive est altérée dans sa nature, car les ulcérations
de la muqueuse buccale, qui ont alors lieu, débutent
toujours vers les points où ce liquide est versé en plus
grande quantité, c'est-à-dire sous la langue près du
frein, aux points où se trouvent les extrémités des
conduits de Wharton et à la face interne des joues
aux points qui correspondent aux extrémités des ca-
naux de Stenon.

Quelque graves que soient les accidents qui résultent de la salivation, leur danger est en général bien
moindre que celui qui peut résulter du séjour du mercure dans les organes. En effet, quand un corps
étranger séjourne dans l'économie, il y produit ordinairement un des désordres suivants :

1° Il altère les liquides de telle manière que ces liquides exercent une influence délétère sur les tissus ;
c'est ainsi qu'agissent la plupart des poisons animaux.

2° Il produit un trouble plus ou moins profond de
l'innervation et par suite la paralysie ou des mouve-
ments désordonnés des organes ; c'est ainsi qu'agissent un grand nombre de poisons végétaux et de poisons minéraux.

3° Il détruit les tissus avec lesquels il est en contact,

soit par suite de son action corrosive sur les tissus ,
soit à cause du travail éliminatoire établi par la nature dans le voisinage de ces tissus ; c'est ce qui a lieu
pour beaucoup de substances qui ne sont pas habituellement rangées dans la classe des poisons.

4° Il peut agir comme simple obstacle mécanique ,
s'opposant plus ou moins complètement à l'exercice
d'une fonction ; c'est ainsi qu'agissent par exemple
les balles de plomb qui souvent restent dans les tissus pendant un temps plus ou moins long sans y produire de graves désordres.

Quand le mercure est déposé dans les organes sous
sa forme métallique , et il n'est nullement douteux
qu'il peut y pénétrer sous cette forme, puisqu'on a
trouvé des globules de ce métal dans le sang et dans les
os de personnes qui avaient été soumises à un traitement mercuriel , il agit d'abord comme simple obstacle mécanique ; mais il est probable qu'il ne tarde
point à se combiner avec les acides et divers autres
corps qui se trouvent dans l'économie, et alors il se
forme des corps composés susceptibles d'agir sur les
tissus environnants. C'est dans ces circonstances que
le mercure produit des exostoses , des nécroses , des
caries , quand il est déposé dans le tissu osseux ; des
tumeurs , des ulcérations quand il se trouve dans les
tissus mous.

Quelquefois aussi le mercure agit sur le système
nerveux, ainsi que le prouvent les tremblements et les
paralysies des ouvriers qui manient habituellement
ce métal.

Les reproches adressés au traitement mercuriel
ne sont donc pas absolument sans fondement. Il est

bien vrai que l'usage intempestif de ce médicament peut donner lieu à de graves accidents. Mais comme il est possible pour les malades soumis à ce traitement d'éviter toutes les influences qui pourraient mettre obstacle au travail expulsif des organes sécréteurs et excréteurs ; et que, d'autre part, le médecin qui donne les soins convenables à ses malades peut toujours remédier aux accidents produits par l'imprudence de ceux-ci s'il n'a pu empêcher qu'ils eussent lieu; il est évident que le mercure n'est un médicament dangereux que dans des mains inhabiles. Quel est le médicament jouissant de quelque activité auquel on ne pût adresser le même reproche ?

J'ai dit que quand les malades sont soumis à des influences qui s'opposent au surcroît d'activité dont doivent jouir les organes chargés de l'expulser, ce médicament ne guérit point et que souvent il agit comme un véritable poison. Dès lors, il importe de savoir quelles sont les influences auxquelles il faut soustraire les malades traités par le mercure. Il serait dificile de les énumérer toutes, car elles varient souvent pour divers individus ; mais celle qui est la plus active, celle qui cause presque tous les accidents attribués à l'usage du mercure, c'est celle qu'exerce sur les malades une température froide et humide. Aussi les accidents mercuriels sont-ils beaucoup plus fréquents en hiver qu'en été, dans les pays froids que dans les pays chauds. L'observation suivante prouve combien est grande cette influence du froid sur l'action du mercure.

Dans le mois de décembre 1833, je fus consulté par M. R., jeune créole récemment arrivé de la Guadeloupe à Paris pour étudier le droit. Depuis trois mois M. R. avait deux chancres fort étendus et un bubon qui tous trois étaient restés stationnaires depuis deux mois ; bien que le malade suivît un traitement mercuriel que lui avait indiqué un médecin de la capitale bien connu pour son habilité à traiter les maladies syphilitiques. Depuis plusieurs semaines déjà la santé générale de M. R. était altérée à tel point qu'il avait presque toujours un mouvement fébrile, mangeait peu et dormait mal. Le malade m'ayant appris qu'il avait jusqu'alors continué de suivre ses cours chaque jour, bien qu'il souffrît beaucoup du froid chaque fois qu'il sortait, ce qu'il attribuait au changement de climat, je considérai cette circonstance comme la cause du défaut d'action du mercure. En conséquence, je conseillai à M. R. de se mettre au lit, de faire entretenir du feu dans sa chambre et de continuer le traitement mercuriel, en y ajoutant quelques tisanes sudorifiques. M. R. ayant suivi ce conseil fut complètement guéri des chancres et du bubon ainsi que des accidents généraux dont il se plaignait, au bout de quinze jours. Il n'est pas douteux, je pense, que si ce malade eût continué de sortir et de s'exposer au froid en même temps qu'il persistait dans l'usage du mercure, il fût devenu une des victimes du traitement mercuriel. Toutefois, la faute n'eût point été celle du médicament ; mais bien celle du malade ou du médecin.

L'or, l'iode, l'arsenic, le platine, l'ammoniaque, les bois sudorifiques et beaucoup d'autres substances qu'on a tour-à-tour employées comme spécifiques dans le traitement de la syphilis ont le même mode d'action que le mercure : c'est-à-dire qu'elles guérissent la maladie quand elles déterminent l'expulsion du virus. Mais comme leur action est moins certaine, moins bien connue que celle du mercure, il faut leur préférer ce dernier médicament.

Le traitement antiphlogistique lui-même ne guérit qu'autant qu'il détermine dans les organes sécréteurs et excréteurs un surcroît d'activité par suite duquel le principe morbifique est rejeté au dehors. En effet, la base de ce traitement, c'est l'introduction dans le système circulatoire d'une grande quantité de liquides aqueux; or, cela ne peut avoir lieu sans qu'il en résulte un travail d'expulsion plus ou moins actif, suivant la quantité des liquides ingérés. Il me semble que M. Fricke, médecin de l'hôpital de Hambourg, qui ajoutait au traitement simple, l'usage quotidien de purgatifs salins, a mieux compris le mode d'action du traitement antiphlogistique que les autres médecins qui y ont eu recours; ces purgatifs augmentaient les sécrétions intestinales et obligeaient les malades à boire beaucoup.

Maintenant, est-il vrai qu'on doive abandonner le traitement par le mercure pour avoir recours au traitement antiphlogistique, ainsi que le veut M. Devergie? Je ne le pense pas. Si nous examinons d'abord quel est celui des deux traitements au moyen duquel on guérit la maladie le plus souvent, nous trouverons, je crois, même d'après ce que dit M. Devergie, que c'est le traitement mercuriel.

Ce médecin admet que le traitement simple échoue quelquefois et il conseille d'avoir alors recours au traitement mercuriel, dont par conséquent, il admet la plus grande efficacité; car ce qui peut le plus, peut le moins, et si le mercure guérit les cas les plus graves de Sy-

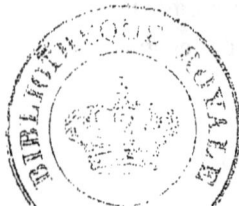

2

philis qui ont résisté à l'autre traitement long-temps prolongé , il doit guérir bien mieux encore les cas simples. De plus , je ne pense pas que les plus chauds partisans de la méthode antiphlogistique aient jamais prétendu qu'on pût guérir par leur méthode aucun de ces cas de Syphilis extrêmement rares , qui ne cèdent pas à un traitement mercuriel convenablement administré.

Je sais toutefois que des malades qui avaient subi un traitement mercuriel sans être guéris , ont ensuite recouvré la santé en se soumettant au traitement antiphlogistique ; mais , c'était quand le premier traitement n'avait pas été convenablement administré , ou quand les malades s'étaient exposés à des influences contraires à l'action du mercure, qui alors était resté dans les tissus. En pareil cas, le traitement antiphlogistique qui détermine l'expulsion du mercure a guéri *parce que* et non *quoique*. Il est probable que si M. R. , dont j'ai cité l'observation ci-dessus , se fût adressé à un médecin hydrargirophobe, qui lui eût prescrit le séjour au lit , la diète l'usage de boissons chaudes, etc. , la guérison eût eu lieu sous l'influence de ce traitement qui aurait provoqué l'expulsion du mercure, et par conséquent son action sur la Syphilis. Mais il n'aurait pas fallu en conclure que le traitement antiphlogistique est plus efficace que le traitement mercuriel, puisque la guérison n'eût eu lieu évidemment que par suite de l'action du mercure introduit dans l'économie, pendant la durée du premier traitement , et expulsé avec le principe morbifique, seulement pendant la durée du second traitement.

Si le traitement mercuriel est plus souvent efficace que le traitement simple , pourquoi aurait-
on recours à celui-ci dont les résultats sont très in-
certains, plutôt qu'à celui-là qui conduit presque
toujours à la guérison? Serait-ce que les inconvénients du traitement simple sont moindres que ceux
du traitement par le mercure? Il suffit, pour prouver qu'il n'en est point ainsi, d'énumérer les inconvénients des deux traitements.

Les malades soumis au traitement simple doivent,
suivant M. Devergie , être assujettis aux règles sui-
vantes :

1° Repos complet ; c'est-à-dire, garder le lit ou
au moins la chambre, pendant toute la durée du
traitement.

2° Régime débilitant composé de potages maigres,
laitages, fruits , légumes , peu ou point de viande
ni de poisson , peu de pain , point de vin ni d'autres
liqueurs fermentées.

3° Saignées locales ou même générales, vésicatoires,
bains , cataplasmes , etc. , etc.

4° Pûrgatifs , ou lavements souvent répétés.

5° Tisanes émollientes en grande quantité.

6° Opérations chirurgicales nécessitées par les divers symptômes locaux de la maladie.

Ces opérations sont beaucoup plus fréquentes chez
les malades soumis au traitement simple que chez
ceux qui font usage du mercure, parce qu'il faut souvent enlever avec le bistouri des tissus engorgés, dont
le mercure produit la résolution. L'écrasement des bu-
bons avec des pierres superposées qu'emploient quelques partisans du traitement antiphlogistique est un

moyen excessivement douloureux que peu de malades peuvent supporter.

7° Enfin, les malades débilités par le traitement antiphlogistique, qui n'est pas toujours sans inconvénients graves chez les sujets lymphatiques, ont souvent à subir après la guérison, tous les désagréments d'une convalescence plus ou moins longue.

D'un autre côté : 1° les malades traités par le mercure ne sont point obligés de garder la chambre, excepté dans quelques cas rares ; de sorte qu'ils peuvent ordinairement se livrer à leurs occupations usuelles, en prenant quelques précautions pour se garantir du froid, et surtout en évitant de sortir le matin et le soir, quand le temps est froid et humide.

2° Ils n'ont pour la plupart, presqu'aucun changement à faire à leur nourriture habituelle ; de sorte que souvent les personnes qui mangent à la même table qu'eux, ne soupçonnent même pas qu'ils suivent un traitement.

3° Les saignées, les vésicatoires, les bains, les cataplasmes sont souvent employés ; cependant, ces moyens sont d'un usage moins fréquent que dans l'autre traitement.

4° Les purgatifs et les lavements sont rarement nécessaires.

5° Les malades doivent faire usage de pilules ou de frictions, suivant les cas, une ou deux fois par jour, quelquefois seulement tous les deux jours. Ils doivent, en outre, boire chaque jour plusieurs verrées d'une tisane sudorifique.

6° Ils ont quelquefois à subir des opérations chirurgicales ; mais, ainsi que je l'ai déjà dit, ces opérations sont moins fréquentes que chez les malades soumis au traitement antiphlogistique.

7° La santé de la plupart des malades est excellente, dès que le traitement a atteint son but; il n'y a point de convalescence, au moins dans le plus grand nombre des cas.

On attribue, il est vrai, au traitement par le mercure, l'inconvénient grave de produire, dans certains cas, des accidents mercuriels; mais, ainsi que je l'ai déjà dit, on peut toujours éviter ces accidents, quand le traitement est convenablement dirigé de la part du médecin, et soigneusement observé de la part du malade.

Les inconvénients du traitement simple sont donc beaucoup plus grands que ceux du traitement par le mercure; ils le sont à tel point qu'il est presque impossible d'y astreindre les malades en ville. Aussi ne peut-on compter sur les bons effets du traitement simple, que dans les hôpitaux où les malades sont obligés de se conformer à ce qu'on leur prescrit.

Quant à la durée de chaque traitement, je ne pense point que celle du traitement mercuriel soit plus longue que celle du traitement simple, ainsi que le prétend M. Devergie. La durée ordinaire du traitement mercuriel est de six semaines environ. M. Devergie dit que dans sa pratique, la durée moyenne du traitement par la méthode antiphlogistique est de 28 à 32 jours; mais il devient évident que ces chiffres sont moins élevés qu'ils ne devraient l'être, quand on considère que M. Devergie a compté comme guéris de la Syphilis tous les malades qu'il a traités de la balanite, de la posthite, de l'urétrite, de la

vaginite, et d'ulcères quelconques des organes génitaux : accidents qui sont dans la plupart des cas,
tout-à-fait étrangers à la Syphilis, et qui guérissent
presque toujours en peu de temps, au moyen d'un simple traitement local, souvent même sans aucun traitement. Au reste M. Devergie admet que pour *certains*
malades le traitement a duré souvent de cinq à six mois
pour la plupart, et qu'il a dépassé ce temps pour plu-
sieurs. De plus, il admet aussi que quelques-uns de ces
malades soumis au traitement antiphlogistique et à
l'usage du sirop dépuratif, pendant un si long laps de
temps, ont été, en dernier lieu, obligés d'avoir recours
au mercure, pour obtenir leur guérison.

Enfin, tous les médecins qui ont visité les hôpitaux où les vénériens sont soumis au traitement antiphlogistique, ont rencontré de ces malades qui sui-
vaient le traitement depuis plusieurs mois, et même
depuis plusieurs années sans être guéris, ce qui ne se
voit guère dans les hôpitaux où les malades font usage
du mercure. Il n'est donc pas vrai que le traitement
simple soit plus court que le traitement mercuriel, il
est au contraire plus long aussi bien que moins sûr.

Il n'est pas vrai, non plus, que les récidives soient
plus fréquentes chez les malades traités par le mercure, que chez ceux qui ont suivi le traitement simple ; elles sont au contraire beaucoup plus rares,
surtout chez les gens du monde qui, en général, ne
suivent pas strictement le traitement antiphlogistique, parce qu'il leur est trop difficile de s'y conformer. Il est à remarquer, à cet égard, que la plupart
des médecins qui préconisent le traitement antiphlogistique, sont des médecins attachés à des hôpitaux

militaires, qui ne peuvent pas toujours s'assurer s'il
y a récidive ou non chez les malades qu'ils ont traités, puisque leurs malades sont assujettis à de fréquents changements de garnison, par suite desquels
ces médecins les perdent de vue.

Je ne puis mieux vous montrer combien les malades traités par la méthode simple, sont peu à l'a-
bri des récidives, et combien est grande l'efficacité
du traitement mercuriel, qu'en vous communiquant
l'observation suivante recueillie récemment dans ma
pratique.

Madame C., âgée de 23 ans, mariée depuis six
ans, et mère de deux enfants, me fit appeler pour
lui donner des soins, dans le mois de décembre 1840.
Elle me dit que depuis trois ans elle était presque
toujours malade, et qu'elle ignorait quelle était la
nature de sa maladie, bien qu'elle eût consulté plusieurs médecins. Elle avait presque toujours pu va-
quer à ses affaires ; mais depuis quelques jours, elle
était obligée de garder le lit. Elle se plaignait de douleurs vives dans les membres, d'un mouvement fébrile continuel, d'insomnie, d'inappétence. Ses jam-
bes et ses cuisses étaient le siège de tumeurs de la
grosseur d'un œuf de poule environ, dures, d'une
couleur rouge livide. Plusieurs de ces tumeurs offraient vers leur centre des ulcérations arrondies,
profondes, à bords taillés à pic, à fond grisâtre, d'où
suintait un pus mal formé et fétide, d'une étendue
telle que chacune avait l'air d'avoir été faite par un
emporte-pièce du volume d'une balle de calibre. Ces
ulcères étaient très-douloureux. Les bras offraient
çà et là des taches arrondies, blanchâtres qui, me

dit la malade , avaient été précédées par des *boutons*.

, Bien que Mme C. affirmât qu'elle n'avait jamais eu la Syphilis , je crus devoir la soumettre à un traitement mercuriel. (*Pilules du Proto-iodure de mercure . tisane sudorifique . pommade au proto-iodure de mercure pour frictions sur les tumeurs non ulcérées , cérat opiacé pour pansement des ulcères*). Quinze jours après avoir commencé ce traitement , les douleurs de Madame C. avaient cessé de se faire sentir , les ulcères marchaient vers la guérison , les tumeurs non-ulcérées avaient disparu ; et six semaines plus tard , Mme C. jouissait d'une parfaite santé qu'elle a conservée depuis lors. Pendant le cours de son traitement , cette malade m'avoua qu'elle savait très bien quelle était la nature de sa maladie, qu'elle avait été traitée pendant deux années par un médecin qui , je sais, est grand partisan de la méthode antiphlogistique , et qui, me dit-elle , ne lui avait point fait prendre de mercure. Elle avait eu des accidents primitifs qui s'étaient guéris sous l'influence du traitement simple. Puis plus tard des accidents secondaires s'étaient montrés sous forme d'ulcères dans la gorge et sur la langue. Ces ulcères avaient été cautérisés et avaient guéri aussi par le traitement simple. Enfin, des accidents tertiaires étaient survenus et avaient résisté au traitement antiphlogistique. La malade fatiguée de ce traitement s'était adressée avant de me consulter , à deux autres médecins à qui elle avait caché la nature de sa maladie et qui s'étaient contentés de lui prescrire des tisanes et des pommades, qui n'avaient produit aucun effet sur la maladie.

Dans sa 3e brochure qui a pour titre 2e *Lettré sur la Syphilis* , M. Devergie s'est efforcé de prouver que la cautérisation des chancres est dangereuse , et qu'il en est de même du traitement de la blennorrhagie par les injections dans le canal de l'urètre.

Pour démontrer la première proposition , l'auteur a d'abord cherché à établir ce que c'est que le chancre. M. Devergie pense que la Syphilis résulte de l'introduction dans l'économie d'un poison animal , ce qu'il a long-temps nié avec les autres médecins de l'école physiologique; que l'introduction de ce poison est instantanée et a lieu au moment du coït, en vertu de la force d'absorption qui existe alors, dit-il, dans les organes génitaux ; que le chancre est un accident vénérien consécutif à cette infection générale et une sorte d'émonctoire établi par la nature pour débarrasser l' conomie du poison qui y a été introduit. Il en conclut qu'il faut respecter le chancre et ne point chercher à le guérir trop tôt ; car dit-il , *c'est répercuter un poison animal qui déjà existe dans l'économie dès le moment du coït infectant , etc.*

M. Devergie cherche à appuyer cette théorie de l'autorité de divers auteurs et entre autres de celle de J. Hunter, qui , dit-il, assure « que l'apparition de la Syphilis est le résultat *constant* de la destruction locale du chancre , même lorsqu'elle a lieu aussi *promptement que possible* et dès le jour même de l'apparition de l'ulcére. »

J'ignore quelle est l'édition des œuvres de J. Hunter dans laquelle M. Devergie a trouvé cette phrase; mais en consultant l'édition du traité de la Syphilis, publié à Londres par cet auteur en 1786 , qui est la

seule que je possède, j'y trouve à la page 218, » que
le chancre se développe plus fréquemment sur le frein
de la verge que dans les autres parties, parce qu'il y
a là des plis entre lesquels se loge le virus Syphilitique qui, dans quelques cas, manifeste sa présence
par l'apparition du chancre vingt-quatre heures après
le coït, tandis que dans d'autres circonstances il reste
latent pendant plusieurs semaines. » A la page 227
du même ouvrage, J. Hunter dit: que le chancre est
une maladie locale qu'on peut guérir par un traitement local, etc ; à la page 228, il ajoute que le moyen le plus simple de traiter un chancre, c'est de le
cautériser ou de l'exciser, ce qui le transforme en
ulcère simple. Il faut, dit-il pour atteindre ce but,
agir dès l'apparition du chancre avant que les parties
voisines aient été infectées. Enfin à la page 229 on
lit : « quand on a eu recours à la cautérisation ou à
l'excision du chancre dès son début et qu'on a ensuite
pansé la plaie avec l'onguent mercuriel, on peut espé-
rer que la maladie ne deviendra pas générale ; car
il y a tout lieu de croire alors que l'absorption n'au-
ra pas lieu. »

Ces extraits suffisent pour faire voir que l'opinion
de Hunter, sur la manière dont se développe le chancre et sur le traitement qu'il convient de lui appli-
quer n'était point celle que professe M. Devergie.
Cependant ce dernier auteur invoque le nom du célè-
bre chirurgien anglais à l'appui de sa doctrine, et il
s'efforce de prouver par ce moyen que la théorie et
les préceptes de M. Ricord sont faux, bien que cette
théorie et ces préceptes soient en réalité ceux de Hunter.

Au reste, comment admettre cette force extraordi-

naire d'absorption dont parle M. Devergie dans des
organes en état d'orgasme, quand on sait que l'absorption est nulle en pareil cas? Comment admettre
aussi, que le chancre se développe consécutivement à
l'infection générale, quand on sait que le pus du chancre
peut servir à innoculer la syphilis, tandis que le pus des
autres ulcères syphilitiques qui se développent plus
tard, consécutivement à l'infection générale, ne jouit
pas de cette propriété? Puisque dans ce dernier cas
le mélange du poison avec le sang et les autres liquides
a privé le virus syphilitique de la faculté de repro-
duire la maladie, pourquoi n'en serait-il pas de
même à l'égard du pus du chancre, s'il était vrai que
cet ulcère fût consécutif à l'infection générale?

Il est plus conforme à l'observation, je pense, d'admettre avec Hunter et beaucoup d'autres syphiliographes, et entre autres Cullerier, dont M. Devergie invoque aussi le nom à l'appui de sa doctrine, que le
chancre résulte de l'application immédiate du virus
syphilitique sur la partie du corps où il se développe;
que l'infection générale n'a lieu que consécutivement
et par suite de l'absorption du pus sécrété à la surface
du chancre ; que par conséquent il faut détruire le
chancre à son début, quand on le peut, afin d'empêcher
l'infection générale. Au reste, ce sont les faits observés
par les médecins qui ont recours à la cautérisation
des chancres, qui doivent démontrer si l'opinion de M.
Devergie à ce sujet est vraie ou erronée. Or, M. Ricord et beaucoup d'autres médecins qui font journellement usage de ce moyen, affirment qu'il leur suffit
souvent, pour empêcher que l'infection ne devienne
générale et qu'ils n'ont jamais observé après l'avoir

employé aucun des accidents que signale M. Devergie. Pour mon compte je puis aussi affirmer que depuis long-temps déjà je cautérise avec le nitrate d'argent tous les chancres que je suis appelé à traiter dès leur début et que dans beaucoup de cas j'ai vu la maladie disparaître complètement après une ou deux cautérisations sans qu'il survînt ensuite aucun autre symptôme syphilitique.

Dans d'autres circonstances, la cautérisation n'ayant pas détruit le virus, les chancres n'ont pas été guéris, ou s'ils l'ont été, j'ai vu survenir bientôt après, d'autres symptômes indiquant qu'il fallait avoir recours à un traitement général dont l'effet n'était pas moins certain alors qu'il ne l'aurait été avant la cautérisation. De sorte que le seul reproche qu'on puisse adresser à la cautérisation, c'est que quand on y a recours, on perd dans quelques cas, le temps qui s'écoule entre le moment où on l'applique, et celui de l'apparition des symptômes qui indiquent que l'infection est générale et ne peut plus guérir par un simple traitement local. Mais comme d'un autre côté, on parvient souvent, au moyen de la cautérisation, à empêcher que la maladie ne se développe, et qu'on épargne ainsi aux malades, les inconvénients d'un traitement général, il est évident qu'il faut toujours cautériser le chancre à son début, quand on le peut, sauf à en venir plus tard au traitement général, si c'est nécessaire.

Quant au traitement de la blennorrhagie par les injections dans le canal de l'urètre, employées à certaines périodes de la maladie, ce sont encore les faits observés par les médecins qui ont recours à cette mé-

thode. qui doivent en fixer la valeur et non les as-
sertions de M. Devergie qui prétend que ce traitement
donne lieu à des engorgements et à des rétrécissements
du canal de l'urètre. Or , beaucoup de médecins
en font journellement usage et s'en trouvent bien.
Pour mon compte, je puis affirmer que j'y ai eu
souvent recours et que jamais je n'ai observé que
ce moyen produisît les accidents que lui attribue M.
Devergie.

J'ai employé les injections avec la solution du nitrate d'argent, ainsi que le prescrit M. Ricord, au début de la blennorrhagie et j'ai quelquefois réussi à
faire avorter la maladie. Toutefois, j'ai reconnu que
c'est un moyen dont il faut user avec discrétion et
en commençant toujours avec de faibles doses du médicament ; car il est des sujets chez qui il produit une
vive inflammation dont le moindre inconvénient est
d'être très douloureuse.

J'ai fait usage bien plus fréquemment des injections avec la solution du deuto-chlorure de mercure
pour combattre les blennorrhagies chroniques , ainsi
que le conseille J. Hunter , et j'ai à peine rencontré
un seul cas qui ne cédât à ces injections convenablement administrées; bien que cette maladie soit, ainsi
que chacun le sait, souvent rebelle aux autres moyens
mis en usage pour la combattre.

Comme je l'ai déjà dit, jamais je n'ai vu survenir à la suite de ces injections les engorgements ni
les rétrécissements dont parle M. Devergie. J'ai au
contraire souvent observé ces accidents chez des malades qui n'avaient pas fait usage d'injections, mais
qui avaient eu recours à des moyens moins efficaces

et qui par conséquent, avaient été longtemps malades. On conçoit fort bien qu'une inflammation long-temps prolongée produise l'épaississement et l'engorgement de la muqueuse urétrale et des tissus sous-jacents et par suite le rétrécissement du canal, mais on ne comprendrait guère que des injections pratiquées à des époques plus ou moins éloignées , pendant quelques jours ou même pendant quelques semaines et toujours de manière à ne produire aucune inflammation notable , pussent avoir ce même effet.

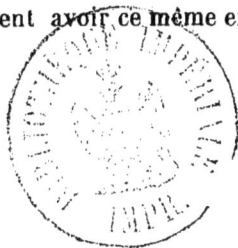

Conclusions.

1º Le traitement de la Syphilis par le mercure, produit la guérison de la maladie plus fréquemment que le traitement par la méthode antiphlogistique. Il doit être préféré à celui-ci, surtout pour les malades en ville parce qu'il est beaucoup plus facile à suivre.

2º La cautérisation des chancres donne souvent de bons résultats. Quand les chancres sont à leur début, elle empêche quelquefois que l'infection ne devienne générale ; dans d'autres cas elle modifie les ulcères de telle manière qu'ils guérissent ensuite plus promptement.

3º Les injections dans le canal de l'urètre sont souvent utiles dans le traitement de la blennorrhagie. Pratiquées au début de la maladie avec la solution du nitrate d'argent, elles font quelquefois avorter l'écoulement sans qu'il en résulte aucun accident. Pratiquées plus tard avec la solution du deuto-chlorure de mercure, elles guérissent, dans presque tous les cas, même des blennorrhagies chroniques qui ont résisté aux autres moyens. Aucun fait ne prouve que ces injections donnent jamais lieu aux rétrécissements du canal de l'urètre.

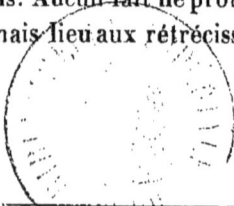

Caen.—Imprimerie de F. Poisson.

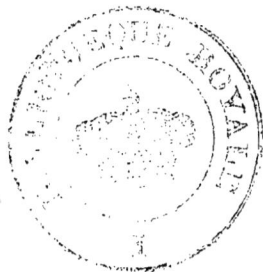